RECOPILACION DE TRATAMIENTOS ALTERNATIVOS CONTRA EL CANCER

YUKIO HAYA

RECOPILACION DE TRATAMIENTOS ALTERNATIVOS CONTRA EL CANCER

2016 Yukio Haya

Primera edición: Noviembre de 2016

ISBN-13: 978-1540469793

ISBN-10: 1540469794

Revisión y edición: Guadalupe Barraza

INDICE

Dedicatoria

Este libro es dedicado a todas las personas que e han estado, están o estarán en la batalla contra el cáncer, así como a los familiares quienes sufrimos junto a ellos.

A mi amada hermana Yoko, quien es el motivo por el cual realizo este libro de recopilación de tratamientos alternativos contra el cáncer, algunos de los cuales tomó y le sirvieron de manera importante durante su batalla contra el cáncer.

A mis amigos y familiares quienes han vivido este sufrir, algunos afortunadamente lograron vencer esta enfermedad y a quienes no, nos queda solamente el consuelo y la esperanza de que algún día exista ese lugar o plano donde nos reuniremos nuevamente con nuestros seres queridos.

A mis amigos y familiares quienes estuvieron a nuestro lado en todo momento, mostrándonos su apoyo incondicional durante esta dura experiencia de vida, gracias por todo su apoyo incondicional, cariño y solidaridad.

Introducción

El cáncer es una enfermedad la cual se puede presentar en cualquier persona y a cualquier edad, actualmente existiendo múltiples pruebas las cuales pueden diagnosticarlo de manera oportuna siendo esto, para un buen pronóstico hasta la curación.

Si el diagnóstico se realiza de manera tardía el pronóstico es desfavorable y las consecuencias pueden ser fatales.

Este es un libro el cual realizo de manera muy personal, pero con el deseo de compartir algunos "tratamientos alternativos" los cuales como mencionaba, mi hermana tomó, mejorando importantemente su calidad y tiempo de vida.

A continuación describo de manera breve todo lo que vivimos mi familia y yo, apoyándola en todo momento, en esta experiencia muy amarga de nuestras vidas.

Mi hermana, un año menor que yo, a los 34 años de edad, en noviembre del 2014 se le detectó cáncer cervicouterino. Mencionaba su oncólogo, era un tipo de cáncer no tan común (carcinoma adenoescamoso invasor). Etapa IV, la cual es una etapa terminal. Solo le pronosticaban a lo mucho unas semanas o pocos meses de vida, ya que presentaba metástasis (invasión) en pulmones e hígado. Sin ninguna esperanza de vida.

Se encontraba muy mal físicamente y emocionalmente, presentaba mucha pérdida de peso, debilidad, palidez de piel, taquipnea (respiración rápida), entre otros síntomas y signos.

Inició tratamiento convencional a base de quimioterapias intravenosas y medicamento vía oral. A la par empezó con algunos de los "tratamientos" alternativos que en este libro se mencionan.

Empecé a notar una recuperación física y mental en ella muy notable. Retomaba otra vez su color de piel, ya no estaba tan pálido, podía caminar un poco más, anteriormente se cansaba al intentar caminar, solo podía dar 2 o 3 pasos y se tenía que sentar, por lo que, quien estuviera con ella, debía traer consigo una silla portátil. También aumentó su apetito y su ánimo era otro, experimento un cambio total, como diríamos vuelta a la vida, en una palabra se recuperó muy rápidamente. Subió de peso, más no como pesaba anteriormente pero se percibía con gran mejoría. Obviamente, continuó con sus sesiones de quimioterapia y sus "tratamientos" alternos, en resumen, mejorando su calidad de vida.

Se notaba mucho su recuperación en comparación con otros pacientes que acudían a quimioterapia, mi hermana no refería efectos secundarios tan severos derivados de la misma, solo leve cansancio posterior, pero al siguiente día ella estaba como si nada hubiera pasado.

Perdió su cabello, pero lo recuperó unos meses después. Siempre tenía buen apetito y comía muy bien así como buena condición física.

Fueron meses los que pudiera definir como una vida "normal".

Lamentablemente, después de un año y 5 meses de diagnosticado su cáncer, mi hermana falleció, dejándonos un gran dolor a familiares y amigos.

Casi triplicó su expectativa de vida, llegando en un momento en que su oncólogo dijo que le parecía casi una recuperación milagrosa, ya que las metástasis de pulmón y del tumor primario habían desaparecido.

Desafortunadamente, fue una reactivación del cáncer en el sitio primario lo que le arrebató la vida.

Me queda a mí, como su hermano, la experiencia de haber sufrido junto con ella esta enfermedad que nos tocó vivir, apoyarla en todo momento y agradezco eternamente a Dios el privilegio de haberme enviado una hermana como ella, un ser humano espiritualmente hermoso. Quien además nunca se dió por vencida y veía la vida de manera hermosa.

Siendo para mí un ejemplo a seguir, por lo tanto que amaba el estar viva.

Este libro fue hecho para dar a conocer un caso de entre miles, para quienes padecen o padecerán esta enfermedad, con la esperanza de que en algo pueda ayudarles, para que su calidad de vida sea lo mejor posible.

Es un caso muy personal, pero que nos dió a mi familia y a mí la oportunidad de poder disfrutar más tiempo a mi hermana.

Cabe aclarar que no se pretende ni se intenta quitar el mérito al tratamiento convencional, que son las quimioterapias y radioterapias, ya que ese es el <u>tratamiento principal,</u> más bien, la intención es hacer notar que con el tratamiento alterno no presentaba tantos, ni tan severos los efectos secundarios a los tratamientos convencionales.

Siempre, antes de consumir algún TRATAMIENTO ALTERNATIVO, consultarlo con su médico tratante.

Como última recomendación, pero no menos importante, nunca pero **NUNCA** se den por vencidos. Luchen por seguir vivos, disfruten en la medida de lo posible de cada día, rodeados de su familia y amigos queridos.

ACLARACIÓN

Antes que todo, quiero aclarar que en ningún momento el contenido este libro intenta sustituir la atención médica de un especialista, ya sea un médico oncólogo-oncólogo quirúrgico.

Tampoco sustituye los tratamientos ya establecidos y convencionales.

Solamente son "tratamientos" alternativos que se pueden utilizar a la par de los tratamientos indicados por su médico especialista.

RECORDANDOLES que antes de iniciar alguno de estos tratamientos se recomienda SIEMPRE consultarlo con su médico tratante.

Por lo que es solamente es responsabilidad de quien lo consume.

Esperando este libro les sea de gran utilidad.

ALOE VERA CON MIEL

ALOE VERA CON MIEL

Esta receta fue creada por un Fraile Franciscano llamado Romano Zago.

Los ingredientes de la receta son:

1. Un litro de miel de abeja pura
2. 1 o 2 cucharadas de destilado (cualquier bebida alcohólica como tequila, whisky o coñac)
3. 2 pencas de Sábila o de Aloe

El modo de preparar es el siguiente:

Se cortan 2 pencas medianas de sábila y se lavarán del polvo y suciedad. A continuación se procederá a quitar solo las espinas, se cortará en pedazos y se meterá a la licuadora, junto con el litro de miel y las 2 cucharaditas de destilado. Ya que se tenga el producto bien mezclado y homogéneo se procederá a introducirlo a una botella oscura (yo limpiaba muy bien una botella de vino tinto y ahí depositaba el mezclado), lo taparemos y se dejará todo el tiempo en el refrigerador.

El modo de uso:

Se tomará una cucharada grande, de 15 a 30 minutos antes de cada alimento. Agitando la botella en donde este contenido el aloe con la miel antes de cada uso.

Se tiene que estar bien seguro que la sábila sea una planta madura (mayor a 3 o 4 años) y que la miel de abeja sea la más pura posible. Una recomendación, con la miel es que si tomamos una pequeña porción y la colocamos en un vaso con agua y esta se disuelve, no es miel pura.

Trate de conseguir la miel directamente en algún lugar donde tengan panales de abeja.

LIMON Y BICARBONATO DE SODIO

LIMON Y BICARBONATO DE SODIO

El bicarbonato de sodio es un alcalinizante muy potente. Se dice que las células cancerígenas están y crecen en un ambiente ácido y falto de oxígeno. Las células que son sanas estarán o se desarrollarán en ambientes alcalinos y con mucho oxígeno. Por lo tanto, el bicarbonato cambiará el ambiente ácido a alcalino de donde se encuentren las células cancerosas.

Los elementos a utilizar son:

1. El jugo de uno o dos limones
2. Una cucharadita de bicarbonato de sodio

La manera de consumirlo es disolver el bicarbonato de sodio en el jugo de uno o dos limones y esto tomarlo siempre en ayuno.

Se sugiere tomarlo con un popote chico para evitar el daño del esmalte de los dientes.

JUGO NONI

JUGO NONI

El noni es una fruta la cual se asemeja mucho a una papa. Se da principalmente en regiones como Panamá y Australia, generalmente se da mejor en regiones cercanas al mar.

La verdad huele y sabe muy desagradable pero tiene propiedades para neutralizar el pH.

Viene en jugo y tabletas.

Se sugiere tomar una a cuatro cucharadas por la noche.

CÚRCUMA

CÚRCUMA

La cúrcuma es una planta herbácea, la cual se utiliza como especia, la cual es procedente de la India.

Se usa como condimento, colorante y algunas personas la usan como tratamiento medicinal.

El componente activo de la cúrcuma es la curcumina la cual le da el color amarillo o naranja. Se suele moler para su venta.

Como algunos lo recomiendan tomar es: una cucharadita de cúrcuma y una cucharadita de aceite de oliva extra virgen disueltos en algún té herbal el cual sea del gusto del paciente.

Otras personas la mezclan con jengibre para potenciar su absorción.

De preferencia tomarlo en ayuno.

GRANADA

GRANADA

La granada es un fruto que en el cáncer inhibe el crecimiento del mismo

Se han hecho algunos estudios, que indican que el consumo diario de jugo de granada natural puede retrasar el crecimiento en algunos tipos de cáncer, como el de mama, colon, pulmones y próstata, ya que la granada cuenta con antioxidantes fenólicos.

Estos antioxidantes ayudan a mantener las células del organismo sanas, estimula el sistema inmunológico aumentando las defensas del organismo.

JUGO DE ZANAHORIA

JUGO DE ZANAHORIA

Existe un caso descrito de una paciente quien sufrió cáncer de colón, la cual inicio la ingesta de jugo de zanahoria. Presentando posteriormente curación.

La zanahoria contiene un elemento llamado falcarinol al cual, se le atribuyen propiedades anticancerígenas, es más, está sugerido sobre todo como prevención.

La paciente que les comento tomaba el jugo de 5 libras de zanahorias, unos 2.2 kilogramos de zanahorias al día.

GUANABANA

GUANABANA

La guanábana es una planta que se da en climas tropicales sobre todo en América del Sur.

Se le han descubierto propiedades anticancerígenas pero sobre todo en sus hojas.

El modo de preparación es: en un litro de agua se le agregarán de 10 a 15 hojas de guanábana y se calentará a fuego lento, no dejando que hierva demasiado. Dejándolo reposar previo a su consumo.

El modo de uso es tomar una taza tres veces al día.

(En mercados se venden bolsas con hojas secas de guanábana).

GORGOJOS

GORGOJOS

También llamada coleoterapia.

Los gorgojos también llamados gorgojos chinos son unos pequeños insectos como unos escarabajos, que en los últimos tiempos han tomado mucha fama para el tratamiento de algunas enfermedades entre ellas el cáncer.

Son procedentes de China, fue en Argentina en donde se inició su uso como tratamiento curativo.

Se necesitan ciertos cuidados para "criar" a estos gorgojos: un recipiente grande, colocándole una capa de salvado y otra capa de avena. Posteriormente se depositan los gorgojos. Colocándoles de 2 a 3 porciones de pan integral y rodajas de manzana y/o cascaras de plátano para su hidratación.

Se ingieren vivos y al llegar al estómago liberan una sustancia que se llama coleotoxina a la cual se le atribuyen las propiedades anticancerígenas.

El modo de empleo es el siguiente: iniciar ingiriendo un gorgojo vivo e ir aumentando la cantidad diariamente, por ejemplo el día uno se tomara un gorgojo, el día dos 2 gorgojos y así sucesivamente, hasta llegar a los 75 gorgojos en un día, llegando a los 75 se procederá a ir reduciendo el número de gorgojos de uno en uno, 74, 73, 72, etc. Hasta llegar a cero.

Al llegar a una cantidad suficiente por ejemplo a partir de 30 a 40 gorgojos, se puede dosificar el consumo para no tener que tomarlos en una sola toma. Por ejemplo si son 30 gorgojos se tomaran 10 por la mañana, 10 por la tarde y 10 por la noche.

Como recomendación se tiene que dar limpieza al recipiente en donde estén contenidos los gorgojos sacando los gorgojos muertos, las larvas hay que dejarlas ya que estas son las que se convertirán en gorgojos.

ESPARRAGOS

ESPARRAGOS

Es una verdura que está formada por tallos y tiene diferentes variedades.

Se usa generalmente en el área gastronómica. Es fuente de betacarotenos, atribuyéndole propiedades depurativas anticancerígenas. Refieren que tiene glutatión una sustancia que es antioxidante la cual permite reducir el estrés oxidativo, evitando con esto que una célula cancerígena se desarrolle.

El modo de preparación es cocer unos diez espárragos y posteriormente licuarlos, el puré que se obtiene debe de guardar en el refrigerador.

El modo de uso o de ingesta es la siguiente:

Tomar por la mañana, de 2 a 4 cucharadas soperas del puré de espárragos todos los días.

UÑA DE GATO

UÑA DE GATO

La uña de gato, es una planta de origen peruano, utilizada para diferentes afecciones que entre otras son problemas digestivos, artritis, etc.

Además, se le han atribuido propiedades curativas contra el cáncer, ya que fortalece el sistema inmunológico.

Está contraindicado durante el embarazo y lactancia.

Hay que diferenciar entre la uña de gato del Perú y la uña de gato de México. La que se debe consumir es la uña de gato del Perú, ya que la uña de gato de México es tóxica por contener cianuro. (para diferenciar la uña de gato de Perú su forma la venden como tablitas y la de México la venden como de forma de garra o uña).

El modo de uso es: se toma una pequeña porción de corteza de uña de gato, aproximadamente 25 gramos, se hervirá en medio litro de agua, ya que haya hervido, se dejará enfriar y se tomará una taza por la mañana y otra por las tardes.

FACTOR DE TRANSFERENCIA

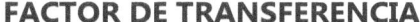

FACTOR DE TRANSFERENCIA

El factor de transferencia es el resultado de la lisis de leucocitos, el cual transfiere inmunidad sistémica a personas con niveles inmunológicos bajos.

Existen varias marcas comerciales de factor de transferencia, hay que asegurarse de que sean marcas serias y reconocidas.

Uno de los modos de empleo es tomar una cápsula de factor de transferencia de aproximadamente 395 mg 30 minutos antes de cada alimento, al terminarse el primer frasco, se tomaran 2 cápsulas 30 minutos antes de cada alimento y así sucesivamente hasta el cuarto frasco 4 cápsulas 30 minutos antes de cada alimento.

También existe presentación inyectable más en esta presentación tendría que estar autorizada por un médico especialista.

BAÑOS DE SAL

BAÑOS DE SAL

Los baños tibios o calientes con sal de mar, dilatan los poros de la piel, produciéndose un fenómeno llamado ósmosis, eso es que el agua del cuerpo sale al exterior, llevándose todas las toxinas del cuerpo, entre ellas las células malignas. También con la sal, las células de nuestro cuerpo sufren una alcalinización, impidiendo el crecimiento de las células cancerígenas porque, como ya lo habíamos comentado anteriormente, las células malignas necesitan un ambiente anaerobio, o sea un ambiente sin oxígeno y estar en un medio ácido.

El modo de realizar es: en una tina o bañera, se depositará agua caliente y se le agregará de un kilo a 2 kilogramos de sal de mar. Se dejará reposar un momento y posteriormente el paciente procederá a introducirse en la bañera y permanecer aproximadamente de 20 a 30 minutos. Posteriormente darse un baño con agua de la regadera.

Esto se puede realizar cada tercer día. Recomendando no exceder del tiempo indicado ya que puede causar un poco de mareo,

CAMBIOS EN HABITOS HIGIENICO DIETETICOS

CAMBIOS EN HABITOS HIGIENICO DIETETICOS

Es importante en un paciente con cáncer, realizar un cambio en sus hábitos dietéticos, ya que el cáncer puede modificar las necesidades nutricionales del cuerpo. Además de que los tratamientos son muy fuertes y pueden causar trastornos alimenticios produciendo hasta una desnutrición.

Se necesita estar en control con un nutriólogo, para que este, adecúe una dieta especial para cada paciente y en caso necesario hasta indicarle vitaminas y suplementos.

Se tiene que estar muy bien alimentado(a) ya que los tratamientos son muy fuertes y esto puede perjudicar y debilitar aún más la salud del paciente.

Se recomienda suspender definitivamente alimentos procesados, enlatados, así como todo tipo de bebidas gaseosas. Consumir menos grasa y azúcar.

Tener una dieta balanceada es importante para mantener el suficiente requerimiento alimenticio necesario para afrontar el efecto devastador del cáncer y de los tratamientos (de forma indirecta). Ya que los tratamientos de quimioterapia atacan tanto a células malignas como a células benignas.

Retirar en lo posible carnes rojas, y consumir más pescado y pollo sin la piel. Consumir también más frutas y verduras.

Tomar abundante agua natural y como mencionábamos eliminar las bebidas gaseosas.

De ser posible, acudir con un nutriólogo quien tenga experiencia en el tratamiento de pacientes con cáncer.

APOYO PSICOLOGICO

APOYO PSICOLOGICO

El recibir una noticia tan impactante y el proceso que conlleva todo un tratamiento tan complicado y en algunos casos tan extenso, es necesaria en mi parecer, la evaluación por parte de un psicólogo. De considerarse también necesario el ser visto por algún tanatólogo.

La evaluación psicológica es una parte muy importante, que muy pocas veces se toma en cuenta. Todo se enfoca obviamente en atacar el cáncer, pero es de vital importancia que el paciente y los familiares reciban el apoyo por parte de un especialista, para poder soportar, digámoslo de esa manera, todo el proceso en cuanto a tratamientos médicos que tendrá que transitar nuestro familiar y nosotros mismos.

Es el tratamiento de la otra cara del cáncer, la salud mental.

El estar pasando por una prueba tan difícil, puede causar diferentes trastornos psicológicos, de simples episodios de ansiedad hasta severos cuadros de depresión.

En el caso de canceres terminales, el tanatólogo se encargará de orientar y dar apoyo profesional ante una posible, o la pérdida de algún familiar o incluso de uno mismo. Ayuda en el proceso del duelo por fallecimiento.

ACTIVIDAD FISICA

ACTIVIDAD FISICA

Se recomienda realizar algun tipo de actividad, ejercicio o deporte, ya que si se opta por no realizar ninguna actividad y estar la mayor parte del tiempo en reposo, se empezará a perder masa muscular, además de que se debe mantener lo más oxigenado que se pueda al organismo. En la medida de lo posible si no se realiza alguna actividad se debilitará de manera rápida el paciente.

Es recomendable alguna actividad que no exija demasiado esfuerzo físico, dependiendo de la situación en la que se encuentre el paciente.

Practicar caminata mínimo 3 veces por semana de preferencia al aire libre ya sea en un parque o en la playa.

O alguna actividad que relaje de manera emocional como el yoga o la meditación.

También cabría en este apartado, recomendar estar en un ambiente lo más relajado posible, sin mucho estrés. Salir a pasear por la playa, al bosque, ir de vacaciones con la familia y amigos. Lo anterior en la medida que lo permita el padecimiento.

Los oncólogos de mi hermana recomendaban que el paciente disfrute lo más que pueda de la vida. Y eso en parte aplicaría para todos, se tenga o no que padecer por un cáncer o alguna otra enfermedad. Ya que la vida es un enigma, ahora estamos y mañana no lo sabemos.

CONCLUSION

Como recomendación se pueden usar varios tratamientos de los mencionados a la vez, que al consumirlos se prefiere esperar de entre 20 y 30 minutos de entre uno y otro tratamiento.

Para concluir, quiero comentarles que existen infinidad de TRATAMIENTOS ALTERNATIVOS, los cuales algunas personas los definirán como milagrosos, mas no existe un tratamiento "milagroso".

Se tiene que estar conciente de que ningún tratamiento asegura la curación del cáncer, aun los tratamientos convencionales. Por lo tanto, lo que aportamos en este libro son recomendaciones que pueden si no, mejorar la agresividad del cáncer, mejorar los síntomas adversos que pueden causar los tratamientos convencionales.

Es recomendable realizarse estudios de rutina como mamografía, Papanicolaou, antígeno prostático etc, dependiendo la edad para realizarlos y siendo estos indicados por su médico de confianza.

Y si existieran múltiples casos de cáncer de cualquier tipo en la familia acudir con su oncólogo de confianza para que se realice la orientación adecuada y vigilancia, para que el médico determine que estudios son los más recomendables para detectar un cáncer de forma oportuna.

Agradeciéndoles de corazón el tiempo para leer este libro, esperando les haya sido de utilidad. Enviándoles un gran abrazo a todos.

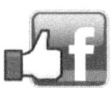 Yukio Haya

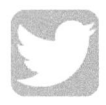 @yukiohaya

www.ingramcontent.com/pod-product-compliance
Lightning Source LLC
Chambersburg PA
CBHW050429290526
45786CB00003B/1460